# 预防接种知识
## 百问百答

广东省疾病预防控制中心　编著

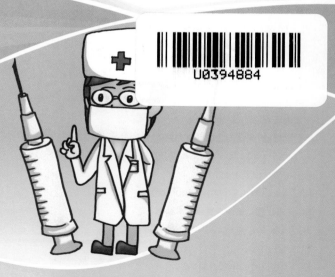

**SPM**
南方出版传媒
广东人民出版社
·广州·

**图书在版编目（CIP）数据**

预防接种知识百问百答/广东省疾病预防控制中心编著.—广州:广东人民出版社,2019.12
（2020.5重印）
ISBN 978-7-218-14005-6

Ⅰ.①预…Ⅱ.①广…Ⅲ.①预防接种—问题解答Ⅳ.①R186—44

中国版本图书馆CIP数据核字(2019)第242562号

YUFANG JIEZHONG ZHISHI BAIWEN BAIDA

**预防接种知识百问百答**

广东省疾病预防控制中心　编著

出版人：肖风华

**责任编辑：**卢雪华　曾玉寒　廖智聪　伍茗欣　李尔王　李　钦

**装帧设计：**贾　萌

**责任技编：**周　杰　周星奎

**出版发行：**广东人民出版社

地　　址：广州市海珠区新港西路204号2号楼（邮政编码：510300）

电　　话：(020) 85716809（总编室）

传　　真：(020) 85716872

网　　址：http://www.gdpph.com

印　　刷：佛山市迎高彩印有限公司

开　　本：787毫米×1092毫米　1/32

印　　张：2.25　字　数：30千

版　　次：2019年12月第1版

印　　次：2020年5月第2次印刷

定　　价：20.00元

如发现印装质量问题,影响阅读,请与出版社 (020－85716849) 联系调换。
售书热线：020－85716826

# 编　委　会

主　　编：邢晓辉　孙立梅

编写人员（按姓氏笔画排序）：

王　东　方　琼　邓秋红　邢晓辉　朱　琦

朱秀兰　朱德新　刘明珍　刘雅姬　许建雄

孙立梅　麦颖宏　李佳玲　李　晗　吴承刚

吴晓露　邱　泉　陈光明　陈绍丽　邵晓萍

林文青　林永杰　林裕端　林瑞彬　罗小敏

赵占杰　胡　培　夏　君　徐　新　黄　芳

黄劲梅　梁文佳　梁　剑　彭志强　谢　莘

蓝韵华　蔡亚军　蔡金英　廖粤媛　廖碧娴

谭　覃　潘捷云　禤春玲

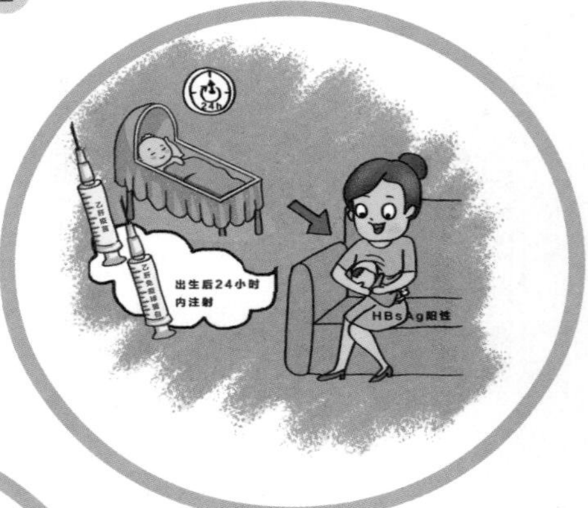
24h
出生后24小时内注射
HBsAg阳性

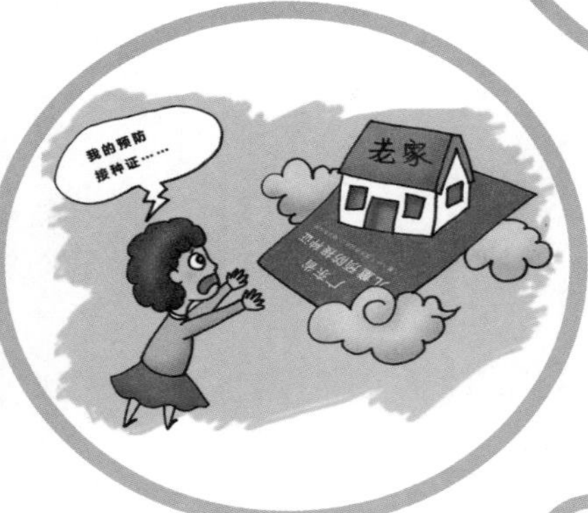
我的预防接种证……
老家
广东省
儿童预防接种证

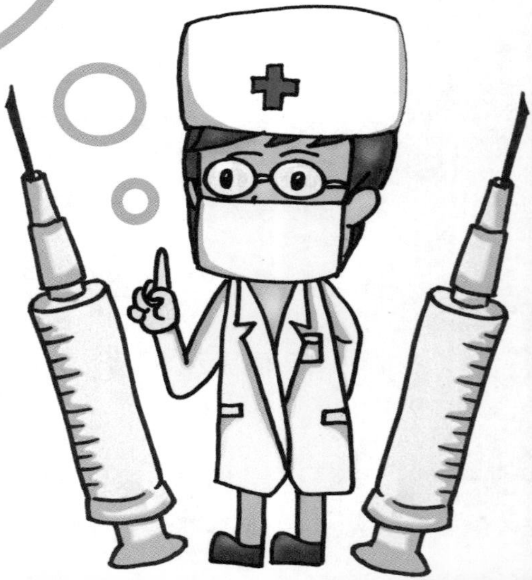

# 目　　录

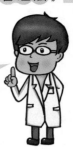

《中华人民共和国
疫苗管理法》

**1.《中华人民共和国疫苗管理法》立法目的是什么？**

《中华人民共和国疫苗管理法》第一条

为了加强疫苗管理，保证疫苗质量和供应，规范预防接种，促进疫苗行业发展，保障公众健康，维护公共卫生安全，制定本法。

据此，我们可以认为，《中华人民共和国疫苗管理法》的精神实质和核心是坚持把人民群众的生命安全和身体健康放在首位。

**2. 什么是疫苗？**

《中华人民共和国疫苗管理法》第二条

本法所称疫苗，是指为预防、控制疾病的发生、流行，用于人体免疫接种的预防性生物制品，包括免疫规划疫苗和非免疫规划疫苗。

《中华人民共和国疫苗管理法》第九十七条

免疫规划疫苗，是指居民应当按照政府的规定接种的疫苗，包括国家免疫规划确定的疫苗，省、自治区、直辖市人民政府在执行国家免疫规划时增加的疫苗，以及县级以上人民政府或者其卫生健康主管部门组织的应急接种或者群体性预防接种所使用的疫苗。

非免疫规划疫苗，是指由居民自愿接种的其他疫苗。

### 3. 谁应该接种疫苗？

《中华人民共和国疫苗管理法》第六条

国家实行免疫规划制度。

居住在中国境内的居民，依法享有接种免疫规划疫苗的权利，履行接种免疫规划疫苗的义务。政府免费向居民提供免疫规划疫苗。

县级以上人民政府及其有关部门应当保障适龄儿童接种免疫规划疫苗。监护人应当依法保证适龄儿童按时接种免疫规划疫苗。

**4. 监护人未能保证适龄儿童按时接种免疫规划疫苗怎么办？**

《中华人民共和国疫苗管理法》第九十二条

监护人未依法保证适龄儿童按时接种免疫规划疫苗的，由县级人民政府卫生健康主管部门批评教育，责令改正。

**5. 去哪里接种疫苗？**

《中华人民共和国疫苗管理法》第四十七条

预防接种实行居住地管理，儿童离开原居住地期间，由现居住地承担预防接种工作的接种单位负责对其实施接种。

**6. 孩子出生后去哪里办理预防接种证？**

《中华人民共和国疫苗管理法》第四十七条

国家对儿童实行预防接种证制度。在儿童出生后一个月内，其监护人应当到儿童居住地承担预防接种工作的接种单位或者出生医院为其办理预防接种证。接种单位或者出生医院不得拒绝办理。监护人应当妥善保管预防接种证。

（备注：目前预防接种证可由出生医院在新生儿出生后办理；如儿童出生时未办理预防接种证，其监护人应当在儿童出生后一个月内到儿童居住地承担预防接种工作的接种单位为其办理。）

## 7. 接种疫苗需要收费吗?

《中华人民共和国疫苗管理法》第四十九条

接种单位接种免疫规划疫苗不得收取任何费用。接种单位接种非免疫规划疫苗,除收取疫苗费用外,还可以收取接种服务费。接种服务费的收费标准由省、自治区、直辖市人民政府价格主管部门会同财政部门制定。

## 8. 听说小孩子上学要查预防接种证?

《中华人民共和国疫苗管理法》第四十八条

儿童入托 / 园、入学时,托幼机构、学校应当查验预防接种证,发现未按照规定接种免疫规划疫苗的,应当向儿童居住地或者托幼机构、学校所在地承担预防接种工作的接种单位报告,并配合接种单位督促其监护人按照规定补种。疾病预防控制机构应当为托幼机构、学校查验预防接种证等提供技术指导。

《中华人民共和国疫苗管理法》第九十二条

托幼机构、学校在儿童入托 / 园、入学时未按照规定查验预防接种证,或者发现未按照规定接种的儿童后未向接种单位报告的,由县级以上地方人民政府教育行政部门责令改正,给予警告,对主要负责人、直接负责的主管人员和其他直接责任人员依法给予处分。

## 9. 开展预防接种工作，接种单位应当遵守哪些要求？

《中华人民共和国疫苗管理法》第四十四条

接种单位应当加强内部管理，开展预防接种工作应当遵守预防接种工作规范、免疫程序、疫苗使用指导原则和接种方案。

《中华人民共和国疫苗管理法》第四十二条

国务院卫生健康主管部门应当制定、公布预防接种工作规范，强化预防接种规范化管理。

国务院卫生健康主管部门应当制定、公布国家免疫规划疫苗的免疫程序和非免疫规划疫苗的使用指导原则。

省、自治区、直辖市人民政府卫生健康主管部门应当结合本行政区域实际情况制定接种方案，并报国务院卫生健康主管部门备案。

## 10. 去接种疫苗，我可以了解什么呢？又需要做些什么呢？

《中华人民共和国疫苗管理法》第四十五条

医疗卫生人员实施接种，应当告知受种者或者其监护人所接种疫苗的品种、作用、禁忌、不良反应以及现场留观等注意事项，询问受种者的健康状况以及是否有接种禁忌等情况，并如实记录告知和询问情况。受种者或者其监护人应当如实提供受种者的健康状况和接种禁忌等情况。有接种禁忌不能接种的，医疗卫生人员应当向受种者或者其监护人提出医学建议，并如实记录提出医学建议情况。

## 11. 什么是预防接种异常反应？

《中华人民共和国疫苗管理法》第五十二条

预防接种异常反应，是指合格的疫苗在实施规范接种过程中或者实施规范接种后造成受种者机体组织器官、功能损害，相关各方均无过错的药品不良反应。

下列情形不属于预防接种异常反应：

（一）因疫苗本身特性引起的接种后一般反应；

（二）因疫苗质量问题给受种者造成的损害；

（三）因接种单位违反预防接种工作规范、免疫程序、疫苗使用指导原则、接种方案给受种者造成的损害；

（四）受种者在接种时正处于某种疾病的潜伏期或者前驱期，接种后偶合发病；

（五）受种者有疫苗说明书规定的接种禁忌，在接种前受种者或者其监护人未如实提供受种者的健康状况和接种禁忌等情况，接种后受种者原有疾病急性复发或者病情加重；

（六）因心理因素发生的个体或者群体的心因性反应。

**12. 确认是预防接种后异常反应，国家有补偿吗？**

《中华人民共和国疫苗管理法》第五十六条

国家实行预防接种异常反应补偿制度。实施接种过程中或者实施接种后出现受种者死亡、严重残疾、器官组织损伤等损害，属于预防接种异常反应或者不能排除的，应当予以补偿。补偿范围实行目录管理，并根据实际情况进行动态调整。

接种免疫规划疫苗所需的补偿费用，由省、自治区、直辖市人民政府财政部门在预防接种经费中安排；接种非免疫规划疫苗所需的补偿费用，由相关疫苗上市许可持有人承担。国家鼓励通过商业保险等多种形式对预防接种异常反应受种者予以补偿。

**13. 疑似预防接种异常反应如何处置？对疑似预防接种异常反应调查、诊断结论不满意该怎么办？**

《中华人民共和国疫苗管理法》第五十五条

对疑似预防接种异常反应，疾病预防控制机构应当按照规定及时报告，组织调查、诊断，并将调查、诊断结论告知受种者或者其监护人。对调查、诊断结论有争议的，可以根据国务院卫生健康主管部门制定的鉴定方法申请鉴定。

因预防接种导致受种者死亡、严重残疾，或者群体性疑似预防接种异常反应等对社会有重大影响的疑似预防接种异常反应，由设区的市级以上人民政府卫生健康主管部门、药品监督管理部门按照各自职责组织调查、处理。

## 14. 哪里可以查看疫苗安全相关信息？

《中华人民共和国疫苗管理法》第七十六条

疫苗安全风险警示信息、重大疫苗安全事故及其调查处理信息和国务院确定需要统一公布的其他疫苗安全信息，由国务院药品监督管理部门会同有关部门公布。

## 15. 我能发布有关疫苗安全信息吗？

《中华人民共和国疫苗管理法》第七十六条

任何单位和个人不得编造、散布虚假疫苗安全信息。

《中华人民共和国疫苗管理法》第九十三条

编造、散布虚假疫苗安全信息，或者在接种单位寻衅滋事，构成违反治安管理行为的，由公安机关依法给予治安管理处罚。

报纸、期刊、广播、电视、互联网站等传播媒介编造、散布虚假疫苗安全信息的，由有关部门依法给予处罚，对主要负责人、直接负责的主管人员和其他直接责任人员依法给予处分。

## 16. 发现疫苗违法信息该向谁举报？

《中华人民共和国疫苗管理法》第七十七条

任何单位和个人有权依法了解疫苗信息，对疫苗监督管理工作提出意见、建议。

任何单位和个人有权向卫生健康主管部门、药品监督管理部门等部门举报疫苗违法行为，对卫生健康主管部门、药品监督管理部门等部门及其工作人员未依法履行监督管理职责的情况有权向本级或者上级人民政府及其有关部门、监察机关举报。有关部门、机关应当及时核实、处理；对查证属实的举报，按照规定给予举报人奖励；举报人举报所在单位严重违法行为，查证属实的，给予重奖。

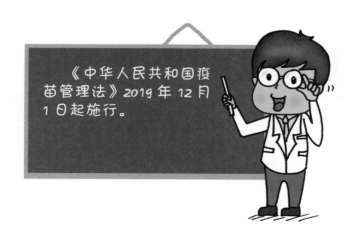

《中华人民共和国疫苗管理法》2019 年 12 月 1 日起施行。

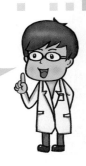

# 国家免疫规划疫苗和非免疫规划疫苗

## 1. 国家免疫规划疫苗有哪些？

| 出生月龄 | 疫苗种类 | 可预防的疾病 |
|---|---|---|
| 出生时 | 重组乙型肝炎疫苗第1剂 | 乙型肝炎 |
| | 卡介苗1剂 | 儿童结核病，特别是婴幼儿结核性脑膜炎和粟粒型肺结核 |
| 1月 | 重组乙型肝炎疫苗第2剂 | 乙型肝炎 |
| 2月 | 脊髓灰质炎疫苗第1剂 | 脊髓灰质炎 |
| 3月 | 脊髓灰质炎疫苗第2剂 | 脊髓灰质炎 |
| | 吸附无细胞百白破联合疫苗第1剂 | 百日咳、白喉、破伤风 |
| 4月 | 脊髓灰质炎疫苗第3剂 | 脊髓灰质炎 |
| | 吸附无细胞百白破联合疫苗第2剂 | 百日咳、白喉、破伤风 |
| 5月 | 吸附无细胞百白破联合疫苗第3剂 | 百日咳、白喉、破伤风 |
| 6月 | 重组乙型肝炎疫苗第3剂 | 乙型肝炎 |
| | A群脑膜炎球菌多糖疫苗第1剂 | A群流脑 |
| 8月 | 麻疹风疹二联减毒活疫苗1剂 | 麻疹、风疹 |
| | 乙型脑炎减毒活疫苗第1剂 | 乙型脑炎 |
| 9月 | A群脑膜炎球菌多糖疫苗第2剂 | A群流脑 |
| 18月 | 吸附无细胞百白破联合疫苗第4剂 | 百日咳、白喉、破伤风 |
| | 麻腮风三联减毒活疫苗1剂 | 麻疹、流行性腮腺炎、风疹 |
| | 甲型肝炎减毒活疫苗1剂 | 甲型肝炎 |
| 2岁 | 乙型脑炎减毒活疫苗第2剂 | 乙型脑炎 |
| 3岁 | AC群脑膜炎球菌多糖疫苗第1剂 | A群流脑、C群流脑 |
| 4岁 | 脊髓灰质炎疫苗第4剂 | 脊髓灰质炎 |
| 6岁 | 吸附白喉、破伤风联合疫苗 | 白喉、破伤风 |
| | AC群脑膜炎球菌多糖疫苗第2剂 | A群流脑、C群流脑 |

**2. 非免疫规划疫苗有哪些?**

非免疫规划疫苗包括重组乙型肝炎疫苗（乙肝疫苗既有免疫规划也有非免疫规划）、口服五价重配轮状病毒减毒活疫苗、口服轮状病毒活疫苗、13 价肺炎球菌多糖结合疫苗、23 价肺炎球菌多糖疫苗、b 型流感嗜血杆菌结合疫苗、AC 群脑膜炎球菌（结合）b 型流感嗜血杆菌（结合）联合疫苗、无细胞百白破 b 型流感嗜血杆菌联合疫苗、脊髓灰质炎灭活疫苗、吸附无细胞百白破灭活脊髓灰质炎和 b 型流感嗜血杆菌（结合）联合疫苗、A 群 C 群脑膜炎球菌多糖结合疫苗、ACYW135 群脑膜炎球菌多糖疫苗、流感疫苗、肠道病毒 71 型灭活疫苗、乙型脑炎灭活疫苗、腮腺炎减毒活疫苗、麻腮风联合减毒活疫苗、水痘减毒活疫苗、甲型肝炎灭活疫苗、甲型乙型肝炎联合疫苗、双价人乳头瘤病毒吸附疫苗、四价人乳头瘤病毒疫苗、九价人乳头瘤病毒疫苗、重组戊型肝炎疫苗、人用狂犬病疫苗、吸附破伤风疫苗、双价肾综合征出血热灭活疫苗、森林脑炎灭活疫苗、黄热减毒活疫苗、重组 B 亚单位 / 菌体霍乱疫苗和伤害 Vi 多糖疫苗等。

为什么要接种疫苗

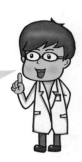

**1. 为什么接种疫苗能预防疾病？**

科学研究表明，当细菌或病毒侵入人体时，身体就会产生一种抵抗这种细菌或病毒的物质，这种物质叫做抗体。对不同的细菌或病毒身体会产生不同的抗体，称为特异性抗体。病愈后，如再有相应的细菌或病毒侵入体内，这种特异性抗体就能保护身体不受这些细菌或病毒的伤害。

预防接种是利用人工制备的抗原通过适宜的途径接种机体，使机体产生预防疾病的特异免疫力，从而预防疾病的发生和流行。

**2. 为什么要接种疫苗？**

孩子一出生便暴露在存在病原体的环境中，而妈妈传给孩子的抵抗病原体的抗体一

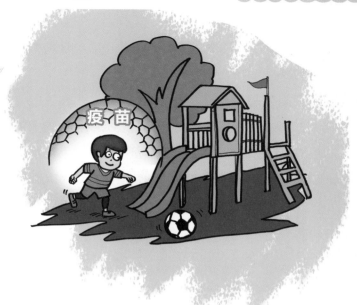

天天减少，但随着孩子长大和活动范围越来越广，受到疾病威胁的机会也就逐渐增大，加上孩子身体发育不完善，容易罹患乙型病毒性肝炎、麻疹、风疹、流行性腮腺炎等疾病。一旦感染，不但会严重影响孩子的身体健康，也可能传染给家人或者周边的孩子。为保障儿童健康成长，减少儿童的患病几率，儿童可通过接种疫苗而获得保护，就如同穿了一层厚厚的铠甲，对疾病有了免疫力。

接种疫苗不是儿童的"专利"，不是儿童才需要接种疫苗，成人同样面临着各种疾病的威胁，成人的健康也离不开预防接种。

### 3. 实施免疫规划工作有哪些成效?

广东省从 20 世纪 50 年代开展预防接种工作，1978 年开始实施计划免疫，2008 年起实施扩大国家免疫规划，普及儿童免疫的疫苗种类不断增加，从四苗防六病到十二苗防十二病，接种率维持在较高水平，相关传染病发病率大幅下降。

截至 2019 年，广东省连续 26 年保持无脊髓灰质炎状态；连续 16 年无白喉病例报告；2012 年实现了消除新生儿破伤风的目标；5 岁以下儿童乙肝表面抗原携带率，从 1992 年的 16.72%，下降至 2013 年的 0.97%；全省麻疹疫情大幅下降；流脑、乙脑等发病率稳步下降。每年减少麻疹、百日咳、白喉、脊髓灰质炎、破伤风等疾病发病共 1150 多万人，减少死亡 20 多万人。

预防接种工作是公认的最成功、最具成本效益的卫生干预措施之一。

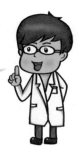

如何接种疫苗

### 1. 为什么一定要按免疫程序进行预防接种？

免疫程序指对某一特定人群（如儿童）预防相关疾病需要接种疫苗的种类、接种时间、剂次等有关要求所作的具体规定。它是根据疫苗的生物学特性、疾病对人群的威胁年龄和儿童发育情况等综合因素制定的，所以不同的疫苗有不同的免疫程序。如乙肝疫苗，出生后就要接种；脊灰疫苗要满2月龄接种；百白破疫苗要满3月龄才接种，而且部分疫苗需要完成多剂次接种才能使儿童身体产生足够的免疫力。按照规定的免疫程序接种才能使儿童身体产生持久的免疫力，免受疾病的侵袭，从而保护儿童健康。

### 2. 能不能推迟接种疫苗？推迟接种有没有影响？可以推迟多久接种？

儿童年（月）龄达到相应疫苗的起始接种年（月）龄时，应尽早接种，建议按照疫苗免疫程序完成相应剂次的接种，可以更好地保护儿童。推迟接种一般不影响接种效果，但可能增加由于没有充分得到保护而感染的风险。如果儿童未按照疫苗免疫程序推荐的年龄及时完成接种，家长应按照接种单位的补种通知尽早进行补种。

### 3. 如何选择非免疫规划疫苗？

免疫规划疫苗和非免疫规划疫苗的种类并不是一成不变的，随着国家扩大免疫规划政策的实施，将来可能会有更多的非免疫规划疫苗纳入国家免疫规划。建议遵循以下原则选择接种非免疫规划疫苗：

（1）优先接种国家免疫规划疫苗。

接种疫苗时，优先保证按照国家免疫规划疫苗规定的免疫起始年（月）龄、免疫程序、接种间隔等要求，完成

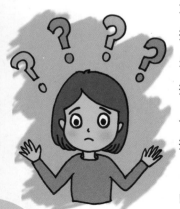

免疫规划疫苗全程接种。当免疫规划疫苗与非免疫规划疫苗的接种时间发生冲突时，应优先保证接种免疫规划疫苗或者受种方（指受种者或其监护人）自主选择的可替代相应免疫规划疫苗的非免疫规划疫苗。

特殊情况下，用于预防紧急疾病的非免疫规划疫苗，如人用狂犬病疫

苗或其他需应急接种的疫苗，应优先接种。

（2）知情、自愿。

居民自愿接种非免疫规划疫苗。

### 4. 如何选择非免疫规划疫苗的单苗或联合疫苗？

单苗，指接种后预防一种疾病的疫苗；联合疫苗，指接种后可预防多种针对疾病的疫苗。接种联合疫苗，不仅减少了接种次数，也节约了受种者去接种门诊的时间，但联合疫苗相对于单苗价格较高。受种者及其监护人可根据接种疫苗的品种和自身经济条件来选择接种的疫苗。

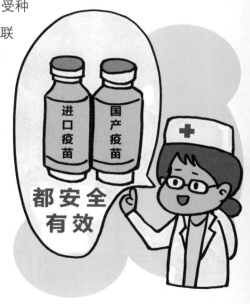

### 5. 疫苗是打进口的好还是国产的好？

国产疫苗和进口疫苗均经国家监管部门检验、审核合格后才进入市场。

在预防相应疾病方面，国产疫苗和进口疫苗都是安全有效的。

### 6. 非本地户籍儿童可以接种疫苗吗？

非本地户籍儿童与本地户籍儿童享有同样的预防接种权利。

### 7. 回老家是否能接种疫苗？

国家免疫规划疫苗在全国各地都可以按照免疫程序接种（不同省份之间免疫程序可能会稍有不同）。接种时，

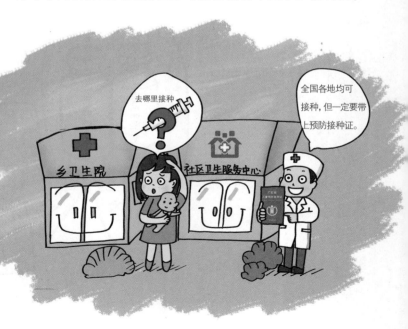

一定要带上预防接种证，并按接种门诊安排进行接种。建议尽量固定在一个接种门诊接种，便于接种门诊安排接种时间和掌握接种情况。

## 8. 两种疫苗的接种间隔是多长时间？有何规定？

按照《国家免疫规划儿童免疫程序及说明》的规定，两种及以上国家免疫规划使用的注射类减毒活疫苗，如果未同时接种，应间隔 ≥ 28 天进行接种；国家免疫规划使用的灭活疫苗和口服脊灰减毒活疫苗，如果与其他种类国家免疫规划疫苗未同时接种，对接种时间间隔不作限制。在不违背国家免疫规划疫苗儿童免疫程序、疫苗使用指导原则和接种方案的前提下，接种单位可合理安排接种间隔时间。

## 9. 多种疫苗能不能同时接种？

国内外大规模试验研究证实，不同疫苗可以同时接种，同

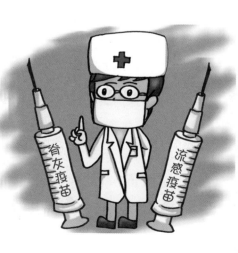

时接种不影响疫苗的安全性，不降低疫苗的有效性。世界卫生组织(WHO)关于疫苗的立场文件和美国疾病预防控制中心免疫实施咨询委员会(ACIP)推荐的疫苗接种程序支持≥2种疫苗同时接种。

我国《预防接种工作规范》规定，现阶段的国家免疫规划疫苗均可按照免疫程序或补种原则同时接种。《广东省多种疫苗同时接种指导意见》进一步明确并规范广东实施多种疫苗同时接种的适用条件和要求，其中同时接种2种及以上疫苗的适用条件为：

（1）免疫规划疫苗均可按照国家免疫程序或补种原则同时接种；

（2）免疫规划疫苗和已投保基础保险的非免疫规划疫苗，在不违反国家免疫程序、疫苗说明书等前提下可同时接种；

（3）已投保基础保险的非免疫规划疫苗之间，在不违反疫苗说明书等前提下可同时接种。

**10. 正准备去接种其他疫苗，被狗咬了如何接种狂犬病疫苗？**

根据《广东省非免疫规划疫苗接种方案》要求，"特殊情况下，用于预防紧急疾病的非免疫规划疫苗，如人用狂犬病疫苗或其他需应急接种的疫苗，应优先接种"。由于狂犬病是致死性疾病，接种狂犬病疫苗无需注意与其他疫苗的接种间隔，暴露后接种狂犬病疫苗如与其他疫苗接种时间发生冲突，应优先保证狂犬病疫苗的接种。

另外，根据《广东省多种疫苗同时接种指导意见》要求，已投保基础保险的狂犬病疫苗与免疫规划疫苗或是其他已投保基础保险的非免疫规划疫苗，在不违反疫苗说明书等的前提下可同时接种。

### 11. 接种疫苗的流程是什么？

预防接种门诊接种流程，一般包括取号、登记、医生告知所接种疫苗相关信息（疫苗的品种、作用、禁忌、不良反应以及现场留观等注意事项）、医生询问受种者健康状况以及是否有接种禁忌等情况（家长应当如实告知）、医生查看受种者既往接种记录（查看预防接种证）、核对受种者信息、医生提出医学建议、双方签署《广东省免疫规划疫苗接种知情告知书》或《广东省非免疫规划疫苗接种知情同意书》、实施接种、接种后留观 30 分钟等。接种非免疫规划疫苗还需缴交疫苗费用及接种服务费。

### 12. 接种疫苗前要注意什么？

（1）提前了解疫苗知识，关注孩子的健康状况。一般情况下，接种疫苗需要在健康状况良好时进行，如果刚生完病，建议病愈后一周再去接种。

（2）换上干净、宽松的衣服，便于露出接种部位。

（3）避免饥饿状态接种。

（4）保证睡眠，避免孩子在睡眠状态中接种疫苗。

（5）务必携带预防接种证，医生凭证接种。

（6）如接种门诊已经提前给了知情告知书或知情同意书，要仔细阅读，了解接种疫苗的信息，提前签署知情告知书或知情同意书，这将有效节省时间。建议提前前往接种门诊或预约接种，错峰接种。

### 13. 受种者或其监护人为什么要阅读并签署接种知情告知书或知情同意书？

预防接种知情告知与知情同意是相关法律法规规定的，是医生和受种者或其监护人的责任。受种者或其监护人应当了解所接种疫苗的品种、作用、禁忌、不良反应以及现场留观等注意事项，并如实提供受种者的健康状况以及是否有接种禁忌等情况。

**14. 孩子接种疫苗之前可以喂奶吗？**

可以正常喂奶，但不要吃得过饱，以防呕吐。

**15. 给孩子接种疫苗时，家长要做哪些配合工作？**

在医生询问孩子的健康状况时，家长请务必主动如实告知。要配合医生进行接种信息核对，确保无误，签署知情告知书或知情同意书后方可接种；配合接种医生验证接种的疫苗种类和有效期。接种时，安抚孩子，缓解孩子紧张情绪，不要让孩子过度哭闹。要按照接种医生要求，抱好孩子，固定好体位和注射部位的关节，暴露孩子接种部位。

**16. 接种后要注意什么？**

1. 接种后不能马上回家，要在接种场所观察 30 分钟。

2. 适当休息，保持接种部位清洁，多喝水。

3. 如果孩子出现轻微发热、烦躁、哭闹等现象，不必担心。这些反应一般 2、3 天内会自动消失。但如果发热 > 37.5℃或 ≤ 37.5℃并伴有其他全身症状、异常哭闹等情况，应及时到医院诊治。

## 17. 接种完疫苗，当天可以洗澡吗？

接种后当天，如果孩子各方面正常是可以洗澡的，应保证针眼清洁，不要用力搓接种部位，同时要注意保暖，预防感冒。

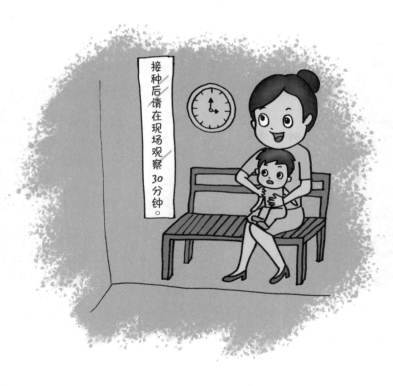

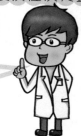

# 接种后不良反应及处置

**1. 接种疫苗后可能会有什么不良反应？**

极少数儿童在接种疫苗后可能发生不良反应，不良反应由疫苗的固有性质引起，并与儿童的个体差异有关，分为一般反应和异常反应。

一般反应：发生率相对较高，对机体只会造成一过性生理功能障碍的反应，主要有发热和局部红肿，同时可能伴有全身不适、倦怠、食欲不振、乏力等综合症状。

异常反应：发生率极低，但反应相对较重，需要临床处置。

**2. 什么是偶合反应？**

受种者在接种疫苗时正处于某种疾病的潜伏期或者前驱期，预防接种后巧合发病。

**3. 接种疫苗后出现的一般反应，家长应如何处理？**

全身性一般反应处置原则：

受种者发热在 ≤ 37.5℃时，应加强观察，适当休息，多饮水，防止继发其他疾病。

受种者发热 > 37.5℃或 ≤ 37.5℃并伴有其他全身症状、异常哭闹等情况，应及时到医院诊治。

局部一般反应处置原则：

红肿直径和硬结 < 15mm 的局部反应，一般不需做任何处理。

红肿直径在 15 ~ 30mm 的局部反应，可用干净的毛巾先冷敷，出现硬结者可热敷，每日数次，每次 10 ~ 15分钟。

红肿直径和硬结 ≥ 30mm 的局部反应，应及时到医院就诊。

接种卡介苗出现的局部红肿不能热敷。

**4. 为什么接种卡介苗会发脓，不小心弄破了怎么办**？

卡介苗是减毒活疫苗，且注射方法为皮内注射，接种卡介苗以后，结核菌素在接种部位增殖引起局部炎症，从而出现红、肿、脓疱或溃疡等反应，属于生物学特异性的炎症。如果不小心弄破了，要尽量保持局部皮肤干燥，促进其尽快收干结痂，必要时去当地结核病防治所或慢性病防治站咨询。

**5. 接种卡介苗后出现红肿化脓，需要消毒处理吗？**

接种卡介苗后接种部位出现红肿化脓，一般不需要消毒处理，只需保持接种部位干净即可。如果出现大水疱或脓疱或破溃，不建议家长自行操作，应及时就诊，由专业人员处理。

**6. 怀疑接种疫苗后出现疑似预防接种异常反应，家长应该怎么做？**

应及时就医治疗。要向接种单位报告有关情况，并保存好相关证据材料。

**7. 对于预防接种异常反应调查、诊断结论有异议，该如何处理？**

当受种方、接种单位、疫苗上市许可持有人对疑似预防接种异常反应调查诊断结论有争议时，可以向接种疫苗所在地的市级医学会申请鉴定。

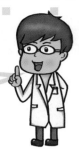

# 疫苗可预防的疾病

## 1. 国家免疫规划疫苗可预防 12 种传染病

### 结核病

结核病是由结核杆菌引起的严重危害人类健康的传染病，通过呼吸道传播，肺部是常见感染部位，可累及全身多器官系统，传播到脑部可引起结核性脑膜炎。接种卡介苗可有效预防儿童结核病，特别是对婴幼儿结核性脑膜炎和粟粒型肺结核有预防作用。

### 乙型病毒性肝炎

乙型病毒性肝炎是由乙肝病毒引起的，以肝实质细胞损伤为主的传染病。传染源为急、慢性乙型肝炎患者和

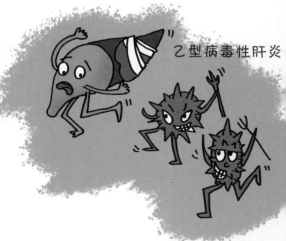

乙型病毒性肝炎

病毒携带者，主要经血液、母婴和性途径传播。人群普遍易感。

预防措施包括：接种乙肝疫苗；加强血制品管理；医疗器械严格消毒，防止医源性传播；刮脸、修脚、穿刺和文身等服务行业用具应严格消毒；不共用剃须刀和牙具等用品；避免不安全性行为等。

甲型病毒性肝炎

甲型病毒性肝炎是由甲肝病毒引起的，以肝实质细胞损伤为主的传染病。传染源为急性期患者和隐性感染者，主要以粪—口途径传播。人群普遍易感。

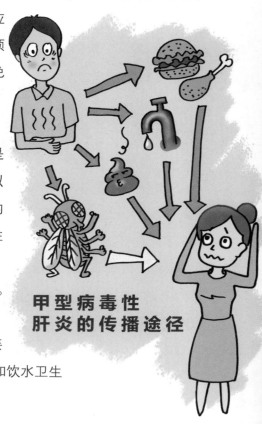

**甲型病毒性肝炎的传播途径**

预防措施包括：接种甲肝疫苗、注意饮食和饮水卫生等。

脊髓灰质炎

脊髓灰质炎是由脊髓灰质炎病毒引起的急性肠道传染病，主要以粪—口途径传播，感染后可发生弛缓性神经麻痹并留下瘫痪后遗症，多感染 5 岁以下儿童。未免疫人群均可感染。最有效的预防措施为接种疫苗。

百日咳

百日咳是由百日咳杆菌引起的急性呼吸道传染病，典型临床症状为阵发性痉挛性咳嗽，痉咳终末出现鸡鸣样吸气性吼声，易并发肺炎及脑病，病程可长达 2~3 个月，故名"百日咳"。

预防百日咳最有效的措施是接种含百日咳成分疫苗。其他预防措施包括保持空气流通、做好个人卫生和避免与病患接触等。

破伤风

破伤风是由破伤风杆菌产生的外毒素所引起的疾病，主要是通过污染的伤口感染。以特有的肌肉强直和阵发性痉挛为特点，包括牙关紧闭、颈肌僵直、角弓反张，以致丧失任何功能。

儿童常规接种含破伤风类毒素成分疫苗可预防儿童破伤风。

### 白喉

白喉是由白喉杆菌引起的急性呼吸道传染病，临床特征为鼻、咽部灰白色假膜和全身毒血症症状，严重者可并发心肌炎和周围神经瘫痪。预防白喉最有效的措施是接种含白喉类毒素成分疫苗。

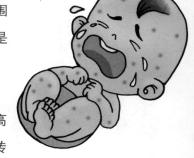

### 麻疹

麻疹是由麻疹病毒引起的具有高度传染性的急性发热出疹性疾病，传染源主要为病人。主要通过飞沫传播，也可通过气溶胶接触传播。人群普遍易感。临床表现以发热、出疹为主，肺炎是麻疹最常见的并发症。

最有效预防麻疹的措施是接种含麻疹成分的疫苗，同时要保持室内空气流通，注意个人卫生，避免与病患接触等。

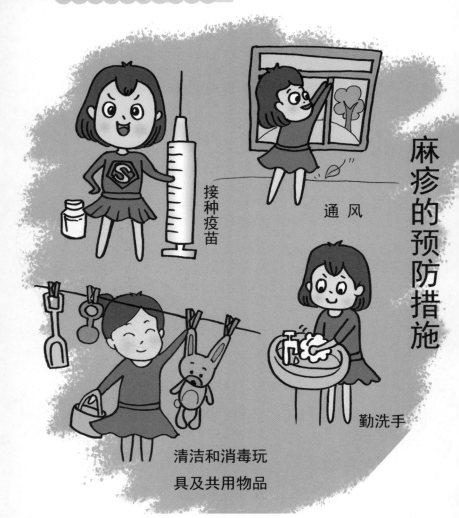

接种疫苗

通风

麻疹的预防措施

清洁和消毒玩
具及共用物品

勤洗手

风疹

风疹是由风疹病毒引起的急性呼吸道传染病，传染源有病人、先天性风疹综合征患儿及亚临床感染者。主要通过飞沫传播，也可通过接触和母婴传播。人群普遍易感。

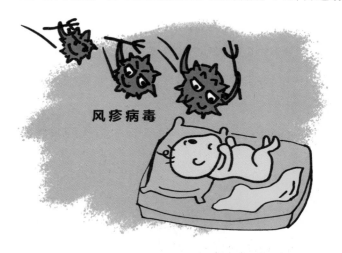

风疹病毒

临床表现为低热、轻度上呼吸道炎症，耳后、枕后淋巴结肿大及全身性皮肤斑丘疹等，孕妇感染风疹易导致流产和胎儿先天性畸形。

风疹最有效的预防措施是接种含风疹成分的疫苗，同时要保持室内空气流通，注意个人卫生，避免与病患接触等。

流行性腮腺炎

流行性腮腺炎是由腮腺炎病毒引起的一种急性呼吸道传染病，传染源主要是病人。主要通过飞沫传播，也可通过接触传播。主要症状为发热、腮腺和（或）舌下腺肿胀及触痛，严重者可累及睾丸、卵巢、中枢神经系统。

最有效预防措施是接种两剂含腮腺炎成分的疫苗，同时要保持室内空气流通，注意个人卫生，避免与病例接触等。

流行性乙型脑炎

流行性乙型脑炎是由乙脑病毒引起的自然疫源性疾

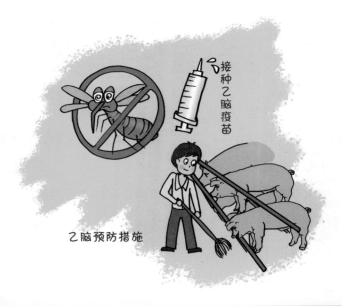

接种乙脑疫苗

乙脑预防措施

病。传染源主要为猪，三带喙库蚊是流行性乙型脑炎的主要传播媒介。预防措施包括接种乙脑疫苗，防蚊、灭蚊，保持饲养场所良好环境卫生，人畜居住地分开等。

**流行性脑脊髓膜炎**

流行性脑脊髓膜炎是由脑膜炎奈瑟菌引起的急性化脓性脑膜炎。传染源为病人和带菌者。传播途径以飞沫传播为主。人群普遍易感。预防措施包括接种流脑疫苗，保持空气流通，必要时预防性服药等。

## 2. 部分儿童常见但通过疫苗可预防的疾病

**狂犬病**

狂犬病是由狂犬病病毒引起的人兽共患病，可由带病毒的家养动物（狗、猫等）及野生动物（蝙蝠、狼等）咬伤后所致，病死率为 100%。

被狂犬、疑似狂犬或是不能确定是否患有狂犬病的宿主动物咬伤、抓伤、舔舐黏膜或

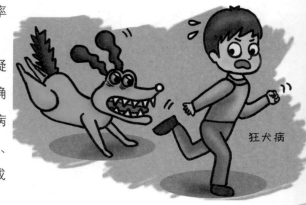

狂犬病

破损皮肤者，或是开放性伤口、黏膜直接接触可能含有狂犬病病毒的唾液或组织者，应尽早进行伤口冲洗等伤口局部处理和采取狂犬病疫苗接种措施（可到狂犬病暴露预防处置门诊接种狂犬病疫苗），有需要时，尽早注射狂犬病人免疫球蛋白。

对狗、猫等家养动物接种兽用狂犬病疫苗是阻断传播的根本措施。

水痘

水痘是由水痘—带状疱疹病毒引起的传染病。传染源

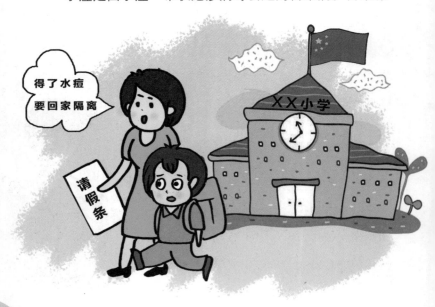

为病人。以飞沫传播和接触传播为主。人群普遍易感。预防措施包括：接种2剂次水痘疫苗、保持空气流通、做好个人卫生和避免与病患接触等。

### 肠道病毒71型引起的手足口病

手足口病由多种肠道病毒感染引起，其中，肠道病毒71型是引起婴幼儿手足口病重症和死亡的主要病原。传染源为病人和隐性感染者。以粪—口途径传播为主，也可通过接触或空气传播。5岁以下儿童是手足口病的高风险人群。预防措施包括：接种肠道病毒71型疫苗，保持良好个人卫生（勤洗手、不共用毛巾和口杯等、清洁和消毒玩具及共用物品等），患病儿童避免上学（或幼儿园）等。

### 流行性感冒

流行性感冒是由流感病毒引起的急性呼吸道传染病，主要通过飞沫和接触传播。传染源为病人和隐性感染者。人群普遍易感。预防措施包括：每年接种流感疫苗、保持良好个人卫生习惯（如勤洗手）、戴口罩等，出现流感样症状后及时就医等。

### 轮状病毒感染所致儿童腹泻

轮状病毒感染是导致5岁以下儿童腹泻的主要原因。

传染源为病人和隐性感染者。以粪—口途径传播为主，也可通过接触传播。婴幼儿是轮状病毒感染的高风险人群。主要预防措施：接种轮状病毒疫苗、勤洗手、注意饮食饮水卫生等。

### 肺炎球菌性疾病

肺炎球菌可引起脑膜炎、菌血症、菌血症性肺炎等侵袭性肺炎球菌性疾病和急性中耳炎、鼻窦炎、非菌血症性肺炎等非侵袭性肺炎球菌性疾病。主要由飞沫传播或由定殖菌移行导致自体感染。婴幼儿和老年人的感染风险较高。预防措施包括：接种肺炎球菌疫苗、保持室内空气流通、母乳喂养、预防营养缺乏、合理使用抗生素、积极治疗基础疾病等。

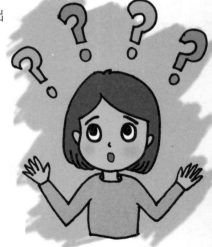

# 疫苗接种常见问题

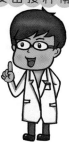

**1. 出生后未接种卡介苗的儿童如何接种卡介苗？**

（1）未接种卡介苗的＜3月龄的儿童可直接补种。

（2）3月龄至3岁的儿童对结核菌素纯蛋白衍生物（TB—PPD）或卡介菌蛋白衍生物（BCG—PPD）试验阴性者，应予补种。

（3）4岁及以上儿童不予补种。

**2. 接种卡介苗后没有卡痕，还需要再打一剂卡介苗吗？**

已经接种过卡介苗的儿童，即使卡痕未形成也不再予以补种。

**3. 新生儿能同时接种卡介苗、乙肝疫苗和乙肝免疫球蛋白吗？**

可以同时使用，卡介苗、乙肝疫苗分别在左、右胳膊上注射，乙肝免疫球蛋白可在大腿前外侧中部肌肉注射。

### 4. 哪些人需要接种乙肝疫苗?

未接种或未全程接种乙肝疫苗或接种史不详者,尤其是高风险人群。

高风险人群:(1)存在职业暴露风险人群,主要包括医务工作者、医学院校学生、救援(公安、司法、消防、应急救灾等)人员,福利院、残障机构和托幼机构等工作人员。(2)存在经皮肤、黏膜和血液暴露风险人群,主要包括乙肝病毒表面抗原(HBsAg)携带者或乙肝患者的家庭成员、易发生外伤者、血液透析者及器官移植者、静脉吸毒者等。(3)存在性暴露感染风险人群,主要包括性伴为 HBsAg 阳性者、男男同性性行为者和多性伴者等。(4)其他人群,主要包括乙肝以外的其他慢性肝病患者、慢性肾病患者、糖尿病患者、乙肝高发区的居住者及旅行者、免疫缺陷或免疫低下者和 HIV 阳性者等。

### 5. 15 岁以下儿童如果未完成全程 3 针乙肝疫苗接种,怎么办?

不需要重新开始 3 针的接种程序,只需按照接种人员的安排完成未接种的针次即可。

### 6. 接种乙肝疫苗后何种情况下进行加强免疫？

按 0、1、6 月程序全程接种 3 剂次乙肝疫苗后，95％以上的婴幼儿都可产生保护性抗体。世界卫生组织认为，乙肝疫苗接种后具有很好的长期保护效果，一般人群都不需要加强免疫。但对高危人群可进行抗 –HBs 检测，如抗 –HBs <10mIU/ml，可给予加强免疫。

### 7. 全程接种过乙肝疫苗，但抗体检查为阴性，是否需再接种乙肝疫苗？

全程接种乙肝疫苗后，绝大多数接种者体内可产生保护性抗体，抗体随接种后时间延长而逐渐衰减，部分人的抗体衰减至测不到，但由于有细胞免疫记忆，仍有保护力，一般人群不建议进行乙肝病毒表面抗体（抗 –HBs）检测和接种全程 3 剂乙肝疫苗后加强免疫。如属高危人群，如家中有 HBsAg 阳性者，可再接种 3 剂次乙肝疫苗。

### 8. 母亲乙肝大三阳，有哪些措施可预防其孩子感染乙肝？

乙肝母婴阻断措施可有效预防乙肝母婴传播。乙肝病毒表面抗原阳性孕产妇所生新生儿，应在出生后 24 小时内尽早接种首针乙肝疫苗，同时注射乙肝免疫球蛋白，并按照乙肝疫苗免疫程序完成后续剂次接种。高乙肝病毒载量孕妇，可在专业医师指导下接受规范的抗病毒治疗。

### 9. HBsAg 阳性母亲能否母乳喂养宝宝？

新生儿在出生 24 小时内注射乙肝免疫球蛋白和乙肝疫苗后，可接受 HBsAg 阳性母亲的哺乳。

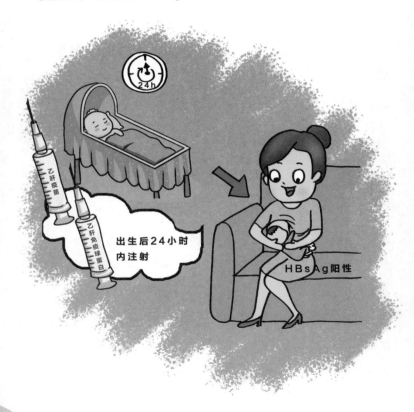

**10. 乙肝患者的家庭成员及其他密切接触者如何预防乙肝？**

建议对患者的家庭成员及其他密切接触者进行血清 HBsAg、抗–HBc 和抗–HBs 检测，并对其中的易感者（该 3 种标志物均阴性者）接种乙肝疫苗。

**11. 4 周岁儿童脊灰疫苗漏种需要补种吗？**

按《国家免疫规划疫苗儿童免疫程序及说明》，4 岁龄儿童接种 1 剂二价脊灰减毒活疫苗，如漏种需要及时补种。适龄儿童完成含 IPV 成分联合疫苗全程接种后，无需于 4 岁时再接种脊髓灰质炎减毒活疫苗。

**12. A 群流脑多糖疫苗超 2 周岁还可接种吗？**

按《国家免疫规划疫苗儿童免疫程序及说明》，≤ 14 岁适龄儿童，未接种流脑疫苗或未完成规定剂次的，根据补种时的年龄选择流脑疫苗的种类：（1）＜ 24 月龄儿童补齐 A 群流脑多糖疫苗剂次。（2）≥ 24 月龄儿童补齐 A 群 C 群流脑多糖疫苗剂次，不再补种 A 群流脑多糖疫苗。

**13. 孩子在香港接种了四价流脑结合疫苗，为什么还要在 3 岁和 6 岁时补种流脑疫苗呢？**

我国大陆地区为适龄儿童提供免费接种的流脑疫苗为 A 群流脑多糖疫苗和 A 群 C 群流脑多糖疫苗，其他流脑疫苗为受种者自愿自费接种。根据《国家免疫规划疫苗儿童免疫程序及说明》要求，对于 ≤ 18 月龄儿童，如已按流脑结合疫苗说明书接种了规定的剂次，可视为完成流脑疫苗基础免疫；加强免疫应在 3 岁和 6 岁时各接种 1 剂 A 群 C 群流脑多糖疫苗。

**14. 请问 A 群 C 群流脑多糖疫苗第 2 针一定要间隔三年才能打吗？**

A 群 C 群流脑多糖疫苗 2 剂次间隔 ≥ 3 年，3 年内避免重复接种。建议按 A+C 群流脑多糖疫苗接种要求完成相应疫苗接种，不建议提前接种。

**15. 被蛇、虫、鼠、蚁、蟑螂咬了要打狂犬病疫苗吗？**

根据世界卫生组织的相关调查，啮齿类动物（如松鼠、老鼠等）和兔形目动物（包括家兔和野兔）感染狂犬病很少见，也没发现啮齿类动物导致人类狂犬病的证据。如果和禽类、鱼类、昆虫、蜥蜴、龟、蟑螂和蛇等非哺乳类动物接触，是不会感染狂犬病的。因此，被以上动物咬伤不会感染狂犬病病毒。在我国引发狂犬病的主要是狗，其次是猫。如被狗、猫、蝙蝠、狐狸、狼、猫鼬等动物致伤，建议进行狂犬病疫苗接种。

### 16. 被狂犬咬伤再次暴露后如何处置？

伤口处理：任何一次暴露后均应当首先、及时、彻底地进行伤口处理。

疫苗接种：一般情况下，全程接种狂犬病疫苗后体内抗体水平可维持至少1年。如再次暴露发生在免疫接种过程中，则继续按照原有程序完成全程接种；全程免疫后半年内再次暴露者一般不需要再次免疫；全程免疫后半年到1年内再次暴露者，应当于0和3天各接种1剂狂犬病疫苗；在1~3年内再次暴露者，应于0、3、7天各接种1剂狂犬病疫苗；超过3年者应当全程接种狂犬病疫苗。

### 17. 接种狂犬病疫苗时某一针次延迟，其余针次接种时间要不要推迟？

接种狂犬病疫苗应当按时完成全程免疫，按照程序及时接种对机体产生抗狂犬病的免疫力非常关键，当某一针次出现延迟一天或者数天注射，其后续针次接种时间按延迟后的原免疫程序间隔时间相应顺延。

### 18. 在本地打了狂犬病疫苗，到外地后疫苗的厂家不一样，怎么办？

应当尽量使用同一厂家的狂犬病疫苗完成全程接种，若无法实现，使用不同厂家的合格狂犬病疫苗应当继续按原程序完成全程接种。就诊者不得携带狂犬病疫苗至异地接种。

### 19. 为什么水痘疫苗建议接种 2 剂次？

接种 1 剂次水痘疫苗后，大多数受种者会产生免疫力，但部分接种 1 剂次水痘疫苗者仍会得水痘；接种 2 剂次后，超过 99% 的受种者会产生免疫力，可获得较好的保护。国外通常采用 2 剂次的免疫程序。

为更好保护儿童身体健康，按《广东省非免疫规划疫苗接种方案》，水痘接种由以前的自愿自费 1 剂次调整为 2 剂次，即 12~24 月龄接种第 1 剂，4~6 周岁接种第 2 剂。未完成 2 剂次者，补齐 2 剂次（≤ 14 岁人群 2 剂之间至少间隔 3 个月，≥ 15 岁人群 2 剂之间至少间隔 4 周）。

**20. 宝宝 2 岁 2 个月，没出过水痘，也没打过水痘疫苗，现在该怎么打？**

建议家长马上带宝宝去接种水痘疫苗。2 岁 2 个月的宝宝，可以先接种 1 剂，等到 4~6 周岁再接种第 2 剂，2 剂之间的接种时间间隔至少为 3 个月。具体接种事宜咨询接种医生。

**21. 我周围有水痘病人，有感染病毒的风险，我该怎么办？如果我已经接触过水痘病人，接种水痘疫苗还有效吗？**

如果您曾经患水痘或者已经接种 2 剂次水痘疫苗，需要注意个人卫生，不需要再接种水痘疫苗。但是对于从未患过水痘的易感者，且水痘疫苗免疫史不足 2 剂次或免疫史不详、无接种禁忌，应该尽快接种水痘疫苗。

暴露后水痘疫苗越早接种越好。有研究表明，在暴露后 3 天内接种水痘疫苗，能阻止临床水痘，5 天内接种可缓解水痘病人的病情。就算是没有从传染源那里感染水痘—带状疱疹病毒，接种疫苗后也可以避免以后感染病毒。

## 22. 感染过水痘—带状疱疹病毒，还会再次感染病毒吗？

病后可获持久免疫，二次感染水痘发病者极少见，但以后可能发生带状疱疹。

## 23. 我孩子接种过肠道病毒 71 型疫苗，为什么仍然会得手足口病？

手足口病是由肠道病毒引起的传染病，引发手足口病的肠道病毒有 20 多种（型）。目前上市使用的只有肠道病毒 71 型灭活疫苗，只能预防由肠道病毒 71 型引起的手足口病等疾病，不能预防柯萨奇病毒 A16 型等其他肠道病毒感染引起的手足口病。

## 24. 近期被诊断为疱疹性咽峡炎，还需要接种肠道病毒 71 型疫苗吗？

疱疹性咽峡炎是由肠道病毒引起的以急性发热和咽颊部疱疹溃疡为特征的急性传染性咽峡炎，大多为柯萨奇病毒所引起，埃可病毒和肠道病毒 70 型也可引起本病。

肠道病毒 71 型疫苗用于预防肠道病毒 71 型感染引起的手足口病和相关疾病，不能预防其他肠道病毒感染所致的手足口病。然而临床上大部分重症手足口病是由肠道病毒 71 型引起，所以，为了孩子的健康，还是需要接种肠道病毒 71 型疫苗。

### 25. 患湿疹者可以接种疫苗吗？

小儿湿疹是一种慢性、复发性、炎症性皮肤病，非免疫性疾病，如果出现轻微湿疹，可以正常接种疫苗，严重湿疹者应暂缓接种（特别是卡介苗），待治疗好转后再考虑接种疫苗。

### 26. 有点咳嗽，不严重，没有发烧，能不能接种疫苗呢？

轻微症状（如 <38.5℃低热、咳嗽、流涕、轻度腹泻）不影响预防接种。如患中度或严重的急性疾病，或正处慢性病急性发作期，则建议推迟接种，等病情好转后，再安排接种。

### 27. 癫痫患者能按程序接种疫苗吗？

目前大多数疫苗的说明书将"患未控制的癫痫"列为接种禁忌。而稳定的神经系统疾病，如良好控制的癫痫，不影响疫苗接种。

### 28. 营养不良者能不能接种疫苗?

营养不良不是接种疫苗的禁忌。

### 29. 宝宝经常吐奶, 可以接种疫苗吗?

如果宝宝只是单纯性质的吐奶, 不影响疫苗接种。

### 30. 早产儿能不能按正常程序进行预防接种?

早产儿是指出生时胎龄小于 37 周的新生儿。早产儿的免疫系统与足月儿相比更不成熟, 更容易感染各种传染病, 并且感染后病情往往比足月儿严重, 因此, 应该尽早给早产儿接种疫苗。我国目前规定除出生体重 <2.5kg 的早产儿暂缓接种卡介苗外, 对其他疫苗的接种可按常规进行。

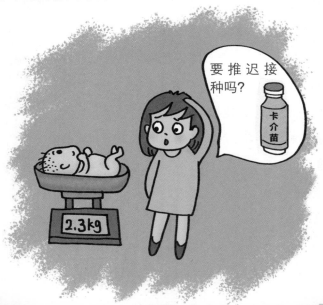

### 31. 早产儿、低体重儿，应如何接种乙肝疫苗？

应在出生后 24 小时内尽早接种第 1 剂乙肝疫苗，但在该早产儿或低体重儿满 1 月龄后，再按 0、1、6 月程序完成 3 剂次乙肝疫苗接种。

### 32. 接种麻风疫苗过敏，后续能否接种麻腮风疫苗？

对疫苗过敏，包括疫苗的组分、生产工艺中的残留物或以前接种过含有相同组分的疫苗后出现过敏是接种该疫苗的禁忌证。接种麻风疫苗后出现严重过敏反应者，不建议接种麻腮风疫苗。

### 33. 鸡蛋过敏能否接种麻腮风疫苗？

鸡蛋过敏不是接种麻腮风疫苗的禁忌证。

### 34. 还在服用抗生素，可以接种疫苗吗？停药多长时间可以接种疫苗？

正在服用抗生素不用暂停疫苗的接种。如果在服用抗生素期间正处于急性疾病、严重慢性疾病、慢性疾病急性发作期和发热的，应推迟接种疫苗，建议待疾病好转后及时接种疫苗。

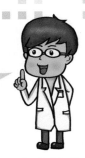

接种效果评价

**1. 接种疫苗后如何知道有无产生抗体？接种疫苗后要不要去检测抗体水平？**

疫苗批准上市前必须经过严格的临床试验证明其安全有效，才会被国家批准上市，因此，从整体人群的角度来说，接种疫苗后产生抗体的比例是非常高的。按照国际通行的做法，接种获得批准上市的疫苗后，一般不建议疫苗接种者去检测有无产生抗体。

**2. 接种疫苗后能 100% 预防相应的疾病吗？接种疫苗后为什么还会得这种病？**

接种疫苗预防对应疾病的效果已得到充分肯定，但任何疫苗的保护效果都不是 100%，个别受种者由于个体的特殊原因，如免疫应答能力低下等因素，可能导致接种后免疫失败。但大量研究证明，受种者即使接种疫苗后发病，相对于未曾接种疫苗者，其患病后的临床表现会轻很多。此外，如果接种疫苗时受种者处在该疫苗所预防疾病的潜伏期，接种疫苗后仍会发病。

### 3. 疫苗的保护期有多长时间？

每种疫苗的保护期不同。有些疫苗的保护期较长，接种后甚至能够终身免疫；但有些疫苗的保护期较短，需要定期加强免疫。

### 4. 接种疫苗后出现反应会影响疫苗效果吗？

不会。个别人在接种疫苗后可能会出现一过性的发热、注射部位出现红肿、硬结和疼痛等反应，这与疫苗效果没有关系。

### 5. 患过某种传染病后还要不要接种相关的疫苗？

有些人在感染传染病后能获得较持久、稳固的免疫力，在通常情况下，当只有一种病原体而没有多种型别时，病后不需要再接种相应的疫苗，如麻疹、乙脑等。另一些传染病的病原体有菌型或病毒型的区别，如流感的病原体除型别不同外，还有型的变异，患过这类传染病的患者，要根据具体情况决定要不要接种疫苗。

### 6. 全程接种了百白破疫苗，受伤后是否还需要打破伤风疫苗？

经百日破疫苗基础免疫和加强免疫的人员，最后1剂接种后 3 年以内受伤时，不需接种破伤风疫苗。超过 3 年者，加强免疫 1 剂破伤风疫苗。严重污染的创伤或受伤前未经全程免疫者，接种 1 剂破伤风疫苗，可酌情在另一部位注射破伤风抗毒素或破伤风免疫球蛋白。

### 7. 社区医院通知我采血检测抗体水平，我是否应该参加？

各级疾病预防控制机构会定期在辖区中组织开展人群抗体水平监测，社区医院负责调查对象的选择和血样采集工作。如果您被选择成为调查对象，请积极配合，您的个人信息会严格保密，您的血样将由专业机构检测相应疾病的抗体水平，不需要任何费用。

预防接种证及
查验预防接种证

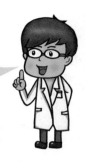

### 1. 预防接种证有何用途?

预防接种证是预防接种记录的重要凭证,是儿童入托 / 园、入学的凭证之一。在办理出国手续时,许多国家规定必须提供有效的预防接种证明。受种者或者其监护人应妥善保管。

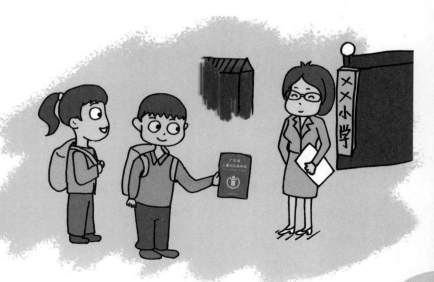

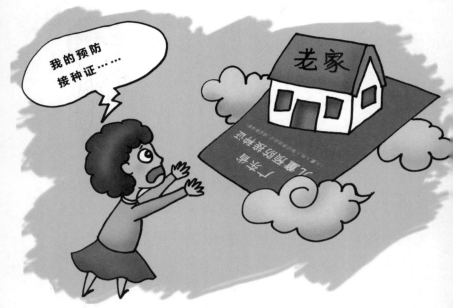

**2. 预防接种证漏在老家，没有预防接种证能接种疫苗吗?**

预防接种需凭预防接种证接种。

**3. 非本地户籍儿童在接种后遗失预防接种证，应如何补办?**

可以到现居住地预防接种门诊补办预防接种证。建议补办预防接种证前，联系既往接种单位，开具相关预防接种证明。

**4. 家长如何配合入托/园、入学前查验预防接种证？**

托幼机构和小学每年通过新生入托/园、入学招生简章或报名须知等，通知入托/园、入学新生在报名时应携带儿童预防接种证和接种单位出具的"儿童预防接种情况审核报告"。入托/园、入学新生报名前，家长或其监护人应到接种单位审核儿童预防接种完成情况。

入托/园、入学查验预防接种证，可及时发现儿童是否存在漏种疫苗的现象，促使儿童及时接种，从而降低儿童患病风险。

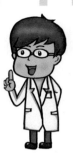

如何获得接种信息

**1. 持预防接种证到香港、澳门等地接种疫苗，是否能回到内地后补登记？**

在香港、澳门等地完成疫苗接种，可到居住地就近的预防接种门诊进行接种信息登记。

**2. 预防接种证丢失了，在哪里可以找到接种疫苗的相关记录？**

预防接种记录除了在预防接种证上登记，还会在预防接种信息系统或接种卡中登记。如预防接种证遗失，建议咨询原接种单位，由接种单位协助查询接种信息及补办预防接种证。

**3. 在哪里可以了解预防接种的相关知识？**

如需了解有关预防接种知识等信息，可登录各级卫生健康主管部门、疾病预防控制机构的官方网站、公众号等获取相关信息；也可到预防接种单位咨询。

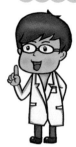

# 成人疫苗接种

## 1. 孕妇能接种疫苗吗?

目前认为孕妇接种灭活疫苗对孕妇或胎儿都是安全的,个别减毒活疫苗也可以给孕妇接种。孕妇接种减毒活疫苗对胎儿可能存在理论上的风险,但没有证据证明孕妇接种灭活疫苗或类毒素对胎儿有风险,灭活疫苗可用于有免疫接种指征的孕妇。部分疫苗说明书把孕妇列为接种禁忌,孕妇在考虑是否要接种疫苗时,应向接种医生咨询。

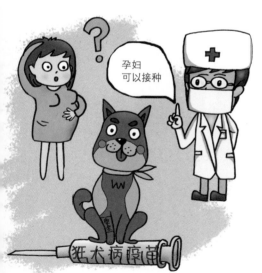

孕妇
可以接种

狂犬病疫苗

## 2. 孕妇可以接种狂犬病疫苗吗?

可以接种,暴露

后接种狂犬病疫苗没有禁忌证。

**3. 推荐女性接种的疫苗主要有哪些**？

如人乳头瘤病毒疫苗、麻腮风疫苗等。

**4. 推荐老年人接种的疫苗主要有哪些**？

如流感疫苗、肺炎球菌疫苗等。